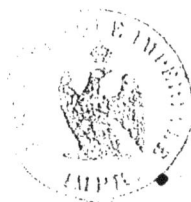

MOUVEMENTS ABSOLUS ET RELATIFS

DU COEUR,

Travail présenté à la Société de Biologie, en septembre 1854,

PAR M. LE DOCTEUR HIFFELSHEIM,

Membre de la Société.

Paris. — Imprimé par E. Thunot et Cᵉ, rue Racine, 26, près de l'Odéon.

DEUXIÈME MÉMOIRE.

MOUVEMENTS ABSOLUS ET RELATIFS

DU COEUR.

Nous avons entrepris une série de recherches sur l'ensemble des actes qui constituent la fonction de la circulation. En livrant à la publicité notre premier travail il y a six ans, nous avons fait ressortir l'indispensable obligation pour le physiologiste à ne point scinder l'étude des diverses parties de cet appareil sans les envisager en même temps dans leur aspect synthétique, leur lien de solidarité. Chacun des actes partiels est facteur dans le produit général; et depuis la notion *du cercle unique formé de deux segments* que nous avons établie, contrairement à l'idée des deux circulations, jusqu'au moindre phénomène, toute l'hémodynamique enfin prouve que l'on ne peut étudier avec fruit cette fonction, à un point de vue purement analytique. La circulation offre l'exemple le plus manifeste de l'intervention des forces *physiques* dans les actes *organiques*, et c'est pour cette raison qu'il faut poursuivre parallèlement l'étude de l'*organisation* et de la *physique*, appliquée avec toutes réserves. Les applications excessives des sciences exactes reposaient toujours sur des connaissances trop superficielles des êtres vivants; et certes le physiologiste qui saisit la nature complexe des actes organiques; d'autre part, l'impossibilité, dans beaucoup de cas, d'arriver à des appréciations mathématiques

de ces actes, ce physiologiste ne s'exposera pas à plaisir à subir le dé-
menti des faits.

Les deux phénomènes qui, à tant de titres excitent le plus générale-
ment l'attention des observateurs, sont incontestablement le battement
ou pouls *artériel* et le battement *cardiaque*.

Depuis la discussion des frères Weber et de Wolkmann sur les conditions de production du *pouls artériel*, nous avons commencé un
travail que nous dûmes momentanément interrompre pour suivre et
résoudre les nombreuses questions que soulève l'action du cœur, l'objet
de ce mémoire. Le cœur peut être envisagé comme centre moteur de
ce vaste appareil et, comme tel, il offre encore à la science hémodynamique de nombreuses lacunes à remplir. Les artères, les capillaires,
les veines, à fibres musculaires jouissent d'une activité propre, indépendante de leur rôle général, et qui diminue d'autant cette prépondé-
rance du cœur.

Pour remplir son but hémodynamique, il met en mouvement des
valvules à l'action desquelles se rattachent toutes les recherches de la
physiologie cardiaque normale et pathologique. Mais ces valvules, in-
dubitablement sujettes à des lésions fréquentes, ont acquis cette
grande importance, parce qu'on leur attribue la part fondamentale,
quelques-uns même le rôle exclusif, dans les bruits normaux et pathologiques du cœur.

Comme le cœur exécute et est sujet à des mouvements, afin de réa-
liser les effets dynamiques auxquels il est destiné et que plusieurs de
ces mouvements mettent en jeu les valvules, soit à l'aide de cordes
solides, soit par le liquide sanguin, on a étudié les bruits du cœur,
dits valvulaires, dans leurs rapports avec le mouvement de contraction
et de dilatation, afin de s'éclairer, grâce aux actes perceptibles pour
tous les sens, sur ces bruits que l'oreille seule peut étudier. Or les
mouvements de dilatation et de contraction perceptibles sur le cœur à
découvert le sont beaucoup moins sur une poitrine close. Mais il en
est autrement du battement du cœur, qui seul entre toutes les manifestations de l'activité du cœur peut être perçu des yeux et de la main
sur chaque sujet.

Le cœur en se contractant et en se dilatant frappe la poitrine, meut
le sang qui en entraînant les valvules produit des bruits; voilà l'enchaînement. Un bruit valvulaire coïncide donc avec un temps de la
diastole ou de la systole; si c'est avec l'une, il est auriculo-ventricu-

laire; avec l'autre, il est artériel. Mais comment savoir si un bruit est diastolique ou systolique à travers cette poitrine fermée, et je dis fermée parce que les poitrines ouvertes, si elles peuvent apprendre quelque chose, nous ont fourni la preuve de l'insuffisance de ce mode d'investigation. En prenant la question par un côté tout différent et en groupant successivement les faits acquis, démontrés, nous espérons trouver une base inébranlable à cet édifice si fragile et si mal assis encore.

Nous avons commencé par l'étude du phénomène le plus simple peut être entre tous, si compliqué qu'il soit, et notre façon d'envisager le *battement* ou *choc du cœur* serait notre justification si nous n'avions suivi dans cette voie un instinct irrésistible né de l'importance fondamentale et légitime que l'on y attache.

Qu'est-ce que le choc, le battement du cœur? A quelles causes éloignées (médiates), à quelles causes prochaines (immédiates) faut-il attribuer ce phénomène? Le phénomène existe-t-il chez tous les animaux pourvus d'un cœur? se manifeste-t-il de la même façon chez tous les animaux? est-il dû aux mêmes causes chez tous les animaux? est-il toujours le même chez le même individu? à quelles conditions sa manifestation est-elle subordonnée chez l'individu sain, chez l'individu malade soit du cœur, soit des organes ambiants, soit des organes éloignés?

Il est aisé de comprendre pourquoi tant de travaux patients n'ont pu donner une solution définitive, quand on envisage la difficulté extrême du sujet et la méthode unanimement suivie. Observer simultanément une série de faits dont la rapide évolution ne laisse qu'une impression fugitive dans l'esprit, telle est la nature de l'écueil. Chacun y voit ce qu'il veut y voir et de la meilleure foi du monde.

Ce sont autant de questions que nous cherchons à résoudre et dont les nombreux matériaux ne peuvent être que difficilement et lentement rassemblés. Empruntant tour à tour à la physique, à l'anatomie humaine, à l'anatomie comparée, à l'embryogénie, à l'expérimentation, à l'observation, nous ne pouvons livrer encore qu'un fragment, attendu que notre principe est de n'avancer que sur preuves exactes et sans préoccupation de goût ou de prédilection pour telle ou telle théorie.

Le battement du cœur, son impulsion est chez l'homme, dans la position verticale et horizontale, assez manifeste pour que son existence ne puisse pas dans ces conditions être mise en question, à moins de modifications anatomiques normales ou pathologiques. Dans certaines positions avec inclinaison du corps en arrière, on peut cependant le voir diminuer d'intensité chez beaucoup de personnes, au point que le choc disparaît quelquefois.

Arrêtons-nous là pour le moment, et demandons-nous quel est ce phénomène perceptible à travers la paroi thoracique et que l'on désigne sous le nom de *battement du cœur*. Résulte-t-il du déplacement d'une masse dont *a.* une *partie* ou *b.* la *totalité*, ou enfin les *deux éléments* simultanément, changeant de situation et de rapport, avec les organes ambiants, se porteraient vers le point de la paroi pectorale où l'on perçoit le choc. Résulte-t-il, au contraire, de la transmission à travers les parois du cœur d'un choc communiqué à l'une de ses parties par le sang qui s'y meut en tout sens? Voilà deux questions très-générales que l'on aurait pu se poser il y a plus d'un siècle; mais on se convaincra qu'il n'en fût point ainsi, et combien ce manque de précision, d'une part, et de logique, d'autre part, a retardé les progrès de la physiologie cardiaque qui est encore conjecturale à tant d'égards!

Pour comprendre les dimensions du cœur, il faut l'envisager en activité diastolique ou systolique. Il est évident que son volume varie considérablement dans les deux états, et que le péricarde se plisse et se tend alternativement. Les organes qui l'environnent, pour qu'il n'y ait pas de vide, doivent compenser sans cesse l'espace que le cœur n'occupe plus. Ils doivent *fuir* devant le cœur au moment où celui-ci reprend son maximum de capacité. De plus, le cœur changeant de *forme* non moins que de *volume*, les organes ambiants doivent se prêter à toutes ces modifications simultanées. L'activité si énergique et si rapide de cet organe suppose une liberté de mouvement que l'on ne saurait contester. Le cœur, à l'aide d'un changement de volume et de forme plus ou moins étendu, plus ou moins complexe, peut donc se déplacer dans la cavité thoracique. Il peut se déplacer en ne changeant pas le centre de gravité de sa masse. C'est un déplacement partiel (*a*) *relatif*, qui n'est plus en discussion. Peut-il se déplacer en changeant le centre de gravité de sa masse? déplacement *absolu* de la totalité (*b*), que la plupart des physiologistes ont admis. Si le cœur était limité dans ses mouvements de façon à ne point pouvoir quitter la paroi thoracique, s'il y avait un point fixe de contact entre l'organe et la cage que rien ne peut modifier, le cœur ne pourrait jouir de la mobilité que tout le monde lui reconnaît; il peut donc quitter tel point de la paroi où vous le supposerez placé; est-ce en *glissant* d'un point vers un autre ou en abandonnant complétement la paroi, tandis que son *milieu* comblerait cet espace? Ici les assertions sans preuve exacte ne font pas défaut. L'observation de ce phénomène très-limité dans sa durée et son étendue, impose toute réserve. Disons seulement que les deux opinions d'ailleurs conciliables n'ont ni l'une ni l'autre une importance capitale. Nous ne poursuivrons pas plus avant cette discussion sans apporter des éléments nouveaux dans la question. Le cœur pourrait dans une petite étendue quitter la poitrine, y revenir, en cheminant entre des parties assez souples pour lui livrer un passage qu'elles combleraient ou rouvriraient, en fuyant sans cesse dans tous les sens (moins en arrière), durant son actif et énergique fonctionnement.

Ainsi le cœur, libre dans toute son étendue, peut se déplacer dans une de ses *parties*, ce qui constitue : 1° son allongement et son raccourcissement lors du mouvement de torsion ou du redressement de la pointe; 2° sa dilatation et sa contraction, le premier de ces mouvements allongeant très-probablement le cœur, d'après des recherches que nous ferons connaître. Ces actes, comme on sait, se combinent entre eux, et nous essayerons d'en montrer à notre tour le mode d'enchaînement. Puis enfin le cœur peut, d'après les mêmes dispositions, se déplacer en totalité, soit qu'il abandonne tout à fait la paroi pectorale, soit qu'il change seulement ses rapports avec elle.

Pendant que le cœur déplacerait ainsi le centre de gravité de sa masse, il exécuterait les mouvements partiels; c'est ainsi que nous avons été conduit à reconnaître les deux genres de mouvements du cœur, le mouvement absolu et les mouvements relatifs, coïncidant nécessairement, d'après une relation de cause à effet.

On voudra remarquer que nous ne précisons ni la direction ni l'étendue de ce mouvement absolu. Nous y reviendrons. Mais signalons ici un fait qui, à notre connaissance, n'a jamais attiré l'attention des physiologistes. Et d'abord, toutes les fois que nous serons sur le terrain anatomique, on trouvera tout naturel que nous concluions *à priori*, ainsi que nous venons de le faire. On discute bien aussi dans cette science, mais nous nous basons sur des faits à l'abri de contestations sérieuses. Le cœur, quoique uni à la colonne vertébrale, est maintenu par des liens assez lâches pour n'être réellement fixé nulle part.

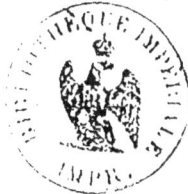

Alors donc qu'il exécute un mouvement de torsion, un mouvement de contraction, il a besoin d'un point d'appui invariable et fixe pour effectuer cet acte ; c'est vers sa base sans doute que réside son point d'appui. Il faut pour s'y appuyer solidement qu'il change nécessairement sa situation libre et indépendante, et de là un mouvement de totalité si limité qu'il soit. Ainsi, outre que les mouvements absolus sont possibles, il en est un déjà qui est nécessaire.

Nous arrivons à l'examen de notre seconde question. L'impulsion cardiaque serait-elle due à ce que le cœur appliqué à la paroi thoracique communique à celle-ci un mouvement impulsif du sang, sans se mouvoir lui-même. C'est ici que commence une phase nouvelle pour la physiologie du cœur ; cette question très-générale, réalise cet immense progrès que l'on y tient compte de la part que le liquide peut et doit prendre dans l'action du cœur. Que nous la modifiions dans quelqu'un de ses termes, peu importe en ce moment. Toujours est-il que jusqu'à M. Beau, personne en France n'avait fait intervenir directement le liquide, c'est-à-dire la seconde moitié des éléments de la physiologie cardiaque. Qu'il y ait ou non des divergences notables entre nous, nous désirons vivement qu'il tienne plus à ses prémisses, si judicieuses au point de vue de la *méthode*, qu'aux conséquences, qui certes ne sont pas déduites avec rigueur et précision.

M. Beau, après avoir établi que les bruits sont dus au *choc de l'ondée sanguine* contre les parois auriculaires et ventriculaires du cœur, choc qui est double, l'un pour la base, l'autre *pour la pointe*, qui constitue évidemment pour lui *l'impulsion précordiale*, cet auteur, disons-nous, s'exprime ainsi : « Est-ce que ce bruit résulte de la percussion du liquide contre les parois des cavités? Provient-il de l'arrêt brusque de l'ondée ou de l'extension subite des parois, ou d'une combinaison de ces circonstances? Il me paraît impossible de se prononcer d'une manière positive. » (ARCHIVES, 1841, p. 411)

Il n'existe donc pas de théorie qui affirme positivement, que nous sachions du moins, que le choc n'est dû qu'à une impulsion communiquée au cœur, qui la transmet sans déplacer son centre de gravité ; et M. Beau, en parlant d'un *redressement de la pointe* consécutif à ce choc du sang, suppose au moins un mouvement relatif du cœur.

Nous pouvons quitter à présent le domaine général où nous nous sommes maintenu, pour examiner succinctement les principales doctrines en particulier.

L'idée d'un mouvement de totalité ou *absolu* est implicitement renfermée dans les anciennes doctrines iatro-mécaniciques, qui font déjà intervenir très-indirectement le sang.

On ne semble pas même, cela ressort de la lecture de tous ces travaux, avoir à discuter sa possibilité.

Il en est quelques-unes, parmi ces doctrines anciennes, que des auteurs allemands contemporains ont prises pour modèle, en leur imprimant un nouveau cachet de conjecture. Nous préférons consacrer à des recherches nouvelles un temps trop court pour montrer toute l'inconséquence et l'irrationnalité de ces théories d'imagination pure. La théorie de Senac et des Hunter a eu le privilége d'échapper à ce général et juste oubli, et c'est avec regret que nous voyons M. Jules Béclard l'adopter avec enthousiasme.

W. Hunter s'exprime ainsi : « La systole et la diastole du cœur ne pourraient à elles seules donner naissance aux battements qui, en outre, *ne pourraient être produits si le cœur lançait le sang dans un tube droit*, suivant la direction de l'axe du ventricule, comme cela a lieu chez les poissons, etc. Le sang étant lancé dans un tube recourbé, l'aorte, cette artère fait effort pour devenir rectiligne. L'aorte étant le point fixe, le cœur étant mobile, l'influence de sa propre action se reporte sur lui-même, et il est repoussé en avant contre la face interne de la poitrine, » et selon Senac, ce mouvement se ferait en arc de cercle.

Sans doute, si le mouvement du cœur était dû immédiatement et exclusivement à ce redressement, il faudrait que le vaisseau fût toujours en *crosse* pour que ce mouvement ait lieu. Mais c'est là une erreur, soit comme prémisse, soit comme conséquence.

Le redressement chez les animaux qui ont une crosse d'aorte ne saurait donner lieu à cette locomotion. S'il ne jouait qu'un rôle partiel, il pourrait bien y avoir encore une locomotion chez les animaux qui n'ont pas de courbure; mais il n'a aucune part à cet acte. Le redressement ne peut pas s'effectuer sur l'aorte, sans doute ; mais alors cet effort imprime un simple ébranlement à l'arbre artériel, et la force est épuisée par *communication de mouvement*, à une masse trop forte, trop résistante, peu importe le mot. Voilà ce que dit la physique. Mais où a-t-on vu en physique le principe de cette rétroaction ?

Quand en mécanique on rencontre un semblable cas, on démontre que la force se décompose suivant deux directions, ce qui révient à diviser la force en deux : une moitié est détruite par la résistance que lui oppose la fixité de l'aorte, l'autre moitié suit la tangente de la courbure. Or, cette moitié arrivée au niveau du point du cœur, où ce qui lui reste devrait agir, est décomposée encore par la direction anguleuse de l'aorte naissante par rapport au cœur. Bien plus, cette direction de l'aorte est tellement variable (physiquement, c'est-à-dire rigoureusement parlant) que la force de projection du sang de l'aorte, dès l'abord divisée en deux, est ensuite indéfiniment décomposée jusqu'à son hypothétique point d'application. Cette force ainsi réduite presqu'à zéro, transmettrait donc un mouvement assez considérable à l'organe cardiaque pour donner naissance à l'énergique impulsion que tout le monde connaît ?

Je soumets cette analyse, d'ailleurs trop rapide et trop incomplète, à M. Béclard, et je ne pense pas qu'il conserve sa foi dans la doctrine huntérienne ; tout cela s'applique aussi à la doctrine de M. Gendrin, qui est encore bien plus loin de la possibilité. On trouvera un autre argument dans nos expériences, et qui confirment pleinement notre négation absolue. Des hommes du temps de Senac et les Hunter ont le droit de se tromper. Mais aujourd'hui les théories de l'à peu près ne sont plus permises, en fait de physique, et les principes sont ou ne sont pas. Il faut les savoir appliquer. Voilà toute la difficulté.

M. Beau ne connaît pas assez, dit-il, le genre d'effet que produit le sang sur le cœur, pour nous permettre une analyse assez avancée de sa théorie sur les mouvements. Cependant il admet que le sang redresse la pointe en pénétrant dans le ventricule, et de là le battement inférieur ; il dilate et percute la paroi de l'oreillette ; de là un mouvement supérieur. Si M. Beau pensait qu'une ondée de sang venant des veines dans l'oreillette est capable d'imprimer un mouvement de bascule à la base du cœur pour porter l'oreillette en avant, nous le nierons formellement, parce que M masse de sang arrivant avec V vitesse dans l'oreillette n'égalera jamais P poids du cœur, avec des ventricules qui, au début de cette arrivée, sont pleins, et dont la vacuité plus tard est compensée par la plénitude des oreillettes même.

S'agit-il du mouvement de la pointe qui serait redressée — quoique ces expressions soient très-vagues — pour nous, elles ne signifient que deux choses : ou bien la pointe du cœur, comme extrémité d'un levier, serait soulevée avec une partie plus ou moins étendue du reste du cœur, de façon à frapper la poitrine, et alors il faudrait que le sang fût lancé de l'orifice auriculo-ventriculaire directement vers la pointe du cœur, ce qui n'est pas; ou que, lancé vers un autre point de sa surface, cette ondée fût capable de soulever toute la masse du cœur, de façon à porter la pointe vers la poitrine, ce qui est encore irrationnel, d'après les calculs approximatifs des masses immobiles et de la force de la petite colonne qui tombe d'une hauteur égale à zéro, animée d'une force faible comme celle des oreillettes.

Enfin, dans la seconde hypothèse, la pointe se dresserait, et au lieu d'un mouvement absolu dont nous venons de tenter l'explication, M. Beau dans sa théorie devait admettre un mouvement relatif de la pointe analogue au redressement spiroïde qui produirait ce choc thoracique, ce que l'on comprendrait bien moins encore comme effet du sang.

Évidemment M. Beau devait faire coïncider son mouvement d'en bas, le choc, avec la diastole qu'il produit, et dont il serait en tous cas l'une des manifestations. Reprenons cette doctrine par un autre côté.

Les cavités du cœur peuvent-elles se vider complétement?

Comment les oreillettes fonctionnent-elles pour remplir les ventricules qui ont une capacité deux, trois fois plus grande? Si à chaque systole auriculaire succède une systole ventriculaire, le ventricule n'est jamais rempli au tiers; il faut de deux choses l'une: ou que le ventricule ne se vide jamais qu'au tiers ou à moitié, par l'effet d'une expulsion incomplète (et c'est chose à examiner) ou d'un reflux; ou bien que plusieurs systoles auriculaires correspondent à une seule systole ventriculaire. La seule manière rationnelle d'expliquer le fait serait d'admettre que durant la systole auriculaire le sang ne cesse d'affluer dans l'oreillette qui, par conséquent, s'emplit un certain temps durant à mesure qu'elle tend à se vider. Or, cet état de choses est incompatible avec une rapide et énergique *contraction auriculaire*. Il faut même qu'elle soit *très-faible pour permettre à l'oreillette de recevoir deux, trois fois son volume de sang pendant une seule contraction*.

Pendant la systole ventriculaire, l'oreillette reçoit déjà du sang pour la systole suivante; mais puisque les valvules auriculo-ventriculaires sont considérées closes, cette provision ne sert qu'au tiers.

Ces raisonnements sont sans réplique, ce nous semble, eu égard à la plupart des doctrines régnantes et publiées sur la question que nous traitons.

Cependant, depuis déjà longtemps, notre manière d'envisager la circulation à un point de vue plus général, et d'après les principes de l'hémodynamique, nous conduit à penser différemment sur plusieurs points.

Tandis que des auteurs se sont évertués à démontrer que les valvules pouvaient clore hermétiquement les orifices, et intercepter de la sorte le cercle vasculaire, nous pensons, au contraire, que ce cercle ne s'interrompt jamais, que ces occlusions ne sont que partielles.

Ainsi le sang continue d'affluer, partiellement du moins, dans chacune des cavités; alors que le ventricule, par exemple, est au début de la systole, son action sur le sang, et médiatement sur la valvule, ne saurait encore clore complétement l'orifice auriculo-ventriculaire, qui se trouve entre une pression de haut en bas (M. Bouillaud et bien des auteurs n'admettent pas que l'oreillette se vide) et une autre de bas en haut, et celle-ci étant encore relativement impuissante.

A mesure que la systole atteint son maximum, que le cœur est plus resserré et contracté sur lui-même, ces valvules se rapprochent davantage; mais au moment où la contraction a atteint son plus haut degré, la colonne sanguine du cœur étant réduite à un minimum de diamètre et sur le point de disparaître, le dernier effort de la systole a cessé et déjà le sang auriculaire a complété la colonne ventriculaire qui allait disparaître. Mais en réalité un *filet* liquide, si mince qu'il soit, doit établir une continuité non interrompue entre toute la masse du cercle. En effet, quelle perturbation dans le mouvement du cercle sanguin, si le liquide s'arrêtait en un point absolument, complétement! Quelle pression ne supporteraient pas les solides sur les points où, par la transmission de la force du sang, il faudrait lutter contre celle-ci?

Nous reviendrons sur ces divers points en traitant du *petit segment du cercle circulatoire*, nommé *petite circulation*.

Mais il est manifeste qu'une systole auriculaire, analogue en général à la systole ventriculaire par son énergie, sa rapidité, est opposée au mode d'activité que M. Beau, et d'ailleurs presque tous les auteurs, supposent aux valvules.

Notre théorie, tout en étant opposée à cette hypothèse et plus conforme à l'hémodynamique, résout le problème par un mécanisme différent, qui cependant exclut aussi (en général) une énergique systole auriculaire, la base de la théorie de M. Beau. Quant à la théorie des *insuffisances* valvulaires, nous montrerons ses relations avec notre *quasi-insuffisance normale* des valvules. A cet effet, nous faisons en ce moment construire des cœurs à valvule, et nous verrons alors comment il faut interpréter les expériences de M. Rouannet.

M. Bouillaud, qui dans sa théorie n'a tenu aucun compte du liquide, quoique dans ces derniers temps il ait admis en partie la justesse de ma théorie, est peut-être le premier et le seul physiologiste qui ait donné une explication *solidiste* au moins partiellement vrai. C'est au redressement de la pointe par l'effet de la systole sur les fibres spiroïdes de la pointe qu'il attribue cette impulsion précordiale. Depuis M. Bouillaud, on a développé cette idée quoique à un autre point de vue, avec une grande extension (voyez Thèse de M. Verneuil, 1852), et certes pour prouver tout le contraire de son opinion ou de la mienne.

Mais M. Bouillaud ne semble pas admettre un mouvement de totalité; ce redressement de la pointe en lui-même ne constituant qu'un mouvement relatif et ne supposant pas (dans l'esprit de son auteur) un déplacement du centre de gravité de la masse. Indépendamment de cette opinion, bien des auteurs pensent que le mouvement de systole peut à lui seul entraîner la pointe du cœur vers la paroi thoracique. M. Bérard a fort judicieusement analysé et critiqué ces diverses doctrines; il était très-disposé à admettre l'opinion de M. Bouillaud; quand nous lui avons fait connaître nos propres recherches dont il a également accepté les conclusions, sauf quelques réserves sans doute.

En 1852, nous avons prié M. Rayer de remettre une note à M. Pouillet, où nous exposions notre théorie que le savant physicien trouva tout à fait rationnelle. Depuis longtemps nous parlions de ces travaux à la plupart des physiologistes de la capitale, et tout le monde, MM. Bernard, Bérard, Longet, Coste, et un grand nombre de nos jeunes collègues, considéraient l'idée comme neuve, quand nous apprîmes, en 1854, qu'en 1836 Gutbrod avait communiqué une idée semblable à Skoda (de Vienne), qui l'a produite pour la première fois dans la première édition de son Traité d'auscultation. Skoda s'exprime ainsi : « Gutbrod a donné *l'explication* suivante de la cause de l'impulsion du cœur : C'est une loi physique bien connue que lorsqu'un liquide s'échappe d'un vaisseau l'uniformité de pression exercée par le liquide sur les parois du vaisseau est suspendue, attendu qu'il n'y a pas de pression à l'endroit par lequel s'échappe le liquide; mais la pression s'exerce encore sur le point du vaisseau qui est opposé à l'ouverture de sortie. C'est cette pression qui met en mouvement la roue de Segner et qui produit le mouvement de propulsion des armes à feu et le recul des armes à feu. Par suite de la contraction des ventricules, la pression que le sang exerce sur les parois du cœur, vis-à-vis de l'ouverture par laquelle s'échappe le liquide, imprime au cœur un mouvement en sens inverse de celui que prend la colonne de sang, et de ce mouvement résulte l'impulsion du cœur contre les parois du thorax. Le cœur est entraîné dans une direction contraire à celle des artères avec une force proportionnelle à la quantité et à la rapidité du courant sanguin. »

Telle est *l'idée*, *l'explication* de Gutbrod; nous ne nous en doutions pas, mais puisqu'elle nous a précédé de plus de quinze ans, à elle les honneurs.

Mais jusque-là nous sommes encore un peu dans le domaine des conjectures; la démonstration de la vérité fait défaut ici autant que pour les doctrines erronées que nous avons passées en revue.

Dès 1841, Valentin faisait observer que l'ouverture de la pointe du cœur n'empêchait pas le battement.

D'abord nous répondrons qu'elle doit l'augmenter, puisqu'il existe deux orifices au lieu d'un. Et pour que Valentin eût pu tirer parti de son objection, il eût fallu démontrer que l'ouverture pratiquée était *égale* et *opposée* à l'orifice artériel. Mais Skoda lui-même ne se doute pas du néant de l'objection de Valentin.

C'est ainsi que l'on nous a dit : « Prouvez que la pointe du cœur est opposée à l'orifice et vient battre au moment de la systole contre le thorax. » Nous n'avons pas à établir ce que nous n'affirmons pas; nous parlons du cœur, sans préciser si c'est un peu plus haut ou un peu plus bas que se manifeste l'effet. Bien plus, nous savons qu'anatomiquement ce n'est pas à la pointe que correspondent les axes artériels. Néanmoins la pointe peut venir battre contre la poitrine, surtout si cet effet physique du recul (mouvement absolu) succédait au redressement de la pointe (mouvement relatif).

Voici actuellement le résumé succinct de nos recherches, la manière dont nous avons posé la question dès le début et les déductions que nous en avons tirées.

Le *mouvement absolu* est le mouvement de translation, de totalité que subit la masse du cœur qui vient frapper la paroi thoracique, phénomène connu sous la dénomination de battement, choc, *l'ictus* des anciens. Sous le nom de *mouvements relatifs*, je comprends les phénomènes de systole, de diastole, c'est-à-dire ceux de raccourcissement, d'allongement, de torsion spiroïde. Ces deux genres de mouvements s'exercent simultanément : ainsi, tandis que le cœur tout entier se déplace, il subit en même temps des variations de forme, de volume, se raccoucit, s'allonge, se tord sur lui-même.

Malgré les nombreuses recherches auxquelles la physiologie du cœur a déjà donné lieu, on est loin d'être fixé sur les relations de succession, de coïncidence : 1° des divers mouvements relatifs entre eux ; 2° des mouvements absolus et des mouvements relatifs. Mais si les physiologistes ne sont pas d'accord sur les rapports de coïncidence et de succession, ils sont assez unanimes pour subordonner le mouvement absolu immédiatement aux mouvements relatifs. En d'autres termes, ils attribuent à l'effet direct, soit de la diastole, soit de la systole, soit du mouvement spiroïde, la locomotion du cœur. Les recherches théoriques et expérimentales auxquelles je me suis livré tendent à démontrer que le mouvement relatif de la systole détermine médiatement le mouvement absolu et le précède par conséquent (pour MM. Bouillaud, Magendie, Bérard, ils coïncident), tandis que l'expulsion du liquide est la cause immédiate de ce mouvement. Voici la démonstration de cette proposition :

Le cœur, abstraction faite des oreillettes, est un vase formé de deux compartiments distincts parallèles au grand axe: le liquide qu'il renferme ne s'échappe point au dehors par l'effet de la pesanteur, mais par la contraction simultanée de toutes les fibres qui constituent les parois de ce vase. A tous égards, le cœur double agit (sauf des avantages étrangers à la question) comme si deux cœurs simples étaient placés sur deux points du cercle circulatoire. On peut donc faire tous les raisonnements fondamentaux comme sur un cœur simple. Ceci étant posé, il y a à établir un premier principe fondamental de physique, à savoir qu'un vase à parois mobiles (par contractilité ou par élasticité) est dans les mêmes conditions qu'un vase à parois fixes.

Théorème. — Une enveloppe contractile, chassant un liquide de son intérieur par une ou plusieurs ouvertures placées dans sa paroi, éprouve avant toutes choses une réaction rectiligne dirigée en sens inverse de la résultante des forces qui représenteraient l'intensité des jets. En effet, il suffit, pour rendre cette proposition évidente, de s'appuyer sur deux principes fondamentaux d'hydraulique et de mécanique. 1° Le premier établit que, toutes les fois qu'une paroi fixe fermée est pressée de toutes parts par un liquide et lui donne issue par un quelconque de ses points (qu'il y ait entrée ou non par tout autre point), la pression du liquide sur ce point étant supprimée, le vase subit des réactions différentes de celles qu'il subissait lorsque l'écoulement n'avait pas lieu ; il y a tendance au mouvement, en vertu d'un changement d'intensité et de position de la résultante finale qui ne peut plus être égale à zéro si elle l'était primitivement. 2° Le second principe établit que, dans les phénomènes des chocs des corps, les forces qui naissent sont identiques, quel que soit le corps choquant, à celles qui auraient lieu si, l'un des corps étant en repos, l'autre était animé subitement de la vitesse relative qu'il possède par rapport au second dans leur commun mouvement.

Or, dans le cas présent, nous avons une enveloppe contractile ou élastique, expulsant un fluide fixe par sa compression. Le phénomène se passera exactement, quant aux réactions produites, comme si nous avions une enveloppe fixe contenant un fluide élastique dont le volume augmenterait. Dans ce second cas, qui est celui des fusées d'artifice, du recul des armes à feu, il y a tendance au déplacement de l'enveloppe en sens inverse du jet fluide. Donc notre proposition, ramenée à une proposition évidente, est démontrée.

La nature de la paroi ne saurait exercer une influence directe dans cette question ; sa mobilité, sans doute, a pour condition certaine composition : mais c'est la propriété d'être mobile qui constitue pour la paroi la condition physique immédiate dont nous avons à nous occuper.

Après avoir ramené en principe le cas de *mobilité* au cas de la *fixité*, je vais essayer de démontrer que des poches qui représentent le cœur simple, distendues à volonté par de l'eau soumise à de fortes pressions, produisent, en se rétractant, l'effet d'une contraction. Le caoutchouc vulcanisé se prête admirablement à ces expériences. J'ai fait construire à cet effet, par le docteur Gariel, des poches représentant un cœur simple qui, distendues par 40 à 100 grammes d'eau, répondaient à l'effort supposé d'un cœur de mammifère. Ces poches devaient être chargées de liquide ; ce liquide devait être explusé instantanément et sortir par un orifice qui s'ouvrit au moment de l'expulsion. Pour atteindre ce dernier but, il fallait nécessairement recourir à un ressort qui, lâché, donnerait la liberté à l'orifice.

Comme je tenais à apprécier numériquement les expériences, je mesure, à l'aide d'un manomètre mis en communication avec la poche, la pression intérieure du liquide ; puis, à l'aide d'une forte pince, on ferme la poche inférieurement.

La poche est disposée sur un dynanomètre consistant en une lame d'acier trempé; le recul est vertical et de haut en bas; un petit pinceau adapté à la lame horizontalement exécute des excursions sur une plaque noircie, et représente l'amplitude d'une oscillation. C'est à l'aide de ces différentes pièces disposées en appareil, grâce à l'intelligent concours de MM. Jos. Silbermann et Werner, et que j'ai eu l'honneur de mettre sous les yeux de l'Académie, que j'ai obtenu des résultats numériques qui démontrent, comme je l'avais prévu, que l'étendue du recul est en raison directe et composée de la quantité du liquide, de l'épaisseur des parois de la poche et du diamètre de l'orifice par lequel s'échappe le liquide Ces expériences ont été répétées devant un grand nombre de personnes, parmi lesquelles des professeurs de la Faculté de médecine, des membres de l'Institut, et tous les jours, en les répétant, j'entrevois la possibilité de nombreux perfectionnements dans mon appareil.

Le liquide, en sortant du cœur, ne s'échappe point à l'air libre, mais bien dans un vaisseau plein et soumis à une certaine pression. Puisqu'il en est ainsi, j'ai dû naturellement adapter à la poche une aorte en caoutchouc, fixée sur la virole de l'orifice, qu'elle pince en se resserrant. On expérimente sur la poche comme si elle était seule. J'ai cherché à savoir quelle influence l'aorte vide pouvait exercer sur le recul de la poche qu'elle surmonte, et il semblerait qu'elle le diminue peu sensiblement; au contraire, ces résultats ont été très-nets quand il s'est agi de savoir l'influence de l'aorte pleine. A cet effet, on pince la poche et l'on engage l'extrémité de l'aorte avec celle-ci dans le ressort; on charge la poche; on prend sa pression; ou charge l'aorte par l'un des tubes vasculaires, après avoir fermé les autres (destinés à d'autres expériences); on prend la pression, que l'on rend toujours moindre dans l'aorte, puis on fait partir le ressort. J'ai dû expérimenter la même poche avec la même pression et sensiblement le même poids d'eau. Or voici ce qui arrive: le recul est plus fort dans cette circonstance que lorsque l'on se sert de la poche libre; j'en ai inféré que cela devait être attribué à l'aorte, faisant fonction de seconde poche. Pour le prouver, j'ai expérimenté l'aorte seule, surmontant la poche vide, en prenant toutes les circonstances identiques, j'ai trouvé

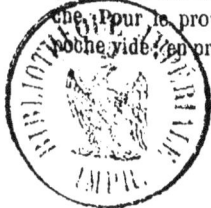

2

que le recul de la poche et de l'aorte représentait très-exactement la somme des reculs de chacun d'eux.

Dans chacune des expériences faites avec l'aorte libre, j'ai vu, et toutes les personnes ont constaté avec moi, un très-notable *redressement de la courbure de l'aorte.*

Le liquide sortait librement de l'aorte dans les expériences précédentes. Dans la nature, il marche dans un cercle clos ; dans les vaisseaux où on l'a suivi, il paraît être soumis à une pression constante : c'est une condition que j'ai réalisée, dans ce qu'elle a de plus essentiel du moins. A l'aorte j'ai substitué un tube en caoutchouc, soutenu et fixé très-fortement sur le pivot, qui y remplit le rôle de la colonne vertébrale. Le tube tout entier est rempli d'eau, faisant équilibre à une colonne de mercure de 110 millimètres. La colonne d'eau est de 400 millimètres ; la colonne de mercure qui y répond, de 30 millimètres environ : il y a donc 80 millimètres de pression. Les deux pièces de l'appareil étant chargées séparément, on fait partir la poche ; tout aussitôt on obtient un recul.

Quoique j'aie dans mon appareil une colonne non en mouvement, mais simplement mobile, le recul est cependant sensiblement le même que dans une poche libre.

La présence des conditions du recul n'est pas douteuse. Que faut-il pour qu'il ait lieu ? Que la *section* de l'orifice artériel représente une surface telle, que la colonne liquide à laquelle elle sert de *base* multipliée par sa *vitesse* d'impulsion, *dépasse* le poids du cœur : or, la pression du sang dans le canal du vaisseau égale chez les mammifères le quart d'une atmosphère. Est-il possible de douter qu'une force semblable ne puisse soulever le cœur, même rempli en majeure partie ?

Nos expériences à l'aide de l'appareil de caoutchouc ont été faites dans des conditions qui nous sont éminemment défavorables ; le cœur ne peut se déplacer sans entraîner de haut en bas une partie de l'appareil entier. Or, dans la nature, le cœur est obliquement couché de façon que l'angle qu'il fait avec l'axe des artères très-fixes lui laisse pleine liberté de mouvement.

Nous regrettons de ne pouvoir donner ici la description de l'appareil tout modifié que nous avons en construction, et qui ne sera achevé que d'ici un mois.

Déjà nous avons pu observer un phénomène bien remarquable sur les œufs de certaines espèces de poissons. Le cœur se contracte et se dilate, comme le cœur adulte arraché de la poitrine sans que le sang y arrive encore; mais bientôt le sang animé d'un mouvement oscillatoire se répand dans le cœur: la circulation est commencée et le battement du cœur devient manifeste, ainsi que M. Gerbe, du collége de France, l'avait déjà maintes fois constaté sans y attacher d'importance.

Signalons ici ce fait bien connu de la locomotion des céphalopodes par un *recul*. Cette marche n'est possible que dans l'eau, et repose sur le mécanisme que nous avons démontré pour le cœur. Nous ne doutons pas que la vessie de l'homme ne puisse produire un certain effet sur le corps humain lors de sa contraction, et ainsi peut-être d'autres organes.

Nous ne quitterons pas le sujet aujourd'hui sans rappeler le mouvement de totalité qui est une conséquence nécessaire, ainsi que nous le disions des mouvements relatifs, et cette fois sans l'intermédiaire du liquide, par conséquent immédiatement. Ce mouvement si limité qu'il soit, et se faisant très-probablement de bas en haut et d'arrière en avant, ne précéderait-il pas le mouvement d'*impulsion* qui, dès lors serait favorisé par un mouvement de haut en bas, effet du recul?

Il reste un grand nombre de points à préciser et une foule de questions à éclaircir; mais ces recherches utiles nous serviront d'excuse si nous nous dispensons de répondre à chacune des objections que l'on a énoncées, défendues, imprimées (V. Skoda), au grand regret des vrais amis de la physique.

Notre théorème est et restera dans cette science, que les Regnault, les Pouillet ont rendue exacte et précise; nous aurons soin de ne pas en compromettre la portée mathématique par une application trop absolue; nous déterminerons les conditions exactes auxquelles il s'adapte; mais un principe de physique ne se discute pas comme le diagnostic d'une maladie, car on n'est pas libre d'avoir une opinion dans les sciences exactes.

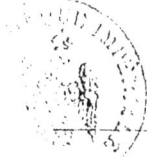

158

www.ingramcontent.com/pod-product-compliance
Lightning Source LLC
Chambersburg PA
CBHW060529200326
41520CB00017B/5185